No Sugar :
30 jours pour renouer avec votre santé !

Eric Dalvota

Copyright © 2024 Eric Dalvota

Tous droits réservés.

ISBN : 9798876973160

© 2024 Éditions Brainbodies. Tous droits réservés.

Aucune partie de cette publication ne peut être reproduite, distribuée ou transmise sous quelque forme ou par quelque moyen que ce soit, y compris la photocopie, l'enregistrement ou d'autres méthodes électroniques ou mécaniques, sans l'autorisation préalable écrite de l'éditeur, à l'exception de brèves citations dans des critiques.

Première édition

Publié par Éditions Brainbodies
www.brainbodies.com
ISBN 9798876973160

Catalogage avant publication de Bibliothèque et Archives nationales

Dalvota, Eric
dalvotaeric@brainbodies.com

No Sugar : 30 jours pour renouer avec votre santé ! / Eric Dalvota. - 1ère éd.
ISBN: 9798876973160

La couverture et la mise en page de ce livre ont été réalisées par les éditions Brainbodies.

Imprimé en France

La reproduction de cet ouvrage, en tout ou en partie, est strictement interdite sans autorisation écrite préalable de l'éditeur. Toute infraction fera l'objet de poursuites légales.

TABLE DES MATIÈRES

1	Comprendre l'addiction au sucre	1
2	Préparation au défi 30 Jours	9
3	Semaine 1 - Lancement du défi	17
4	Semaine 2 - Renforcer les habitudes	24
5	Semaine 3 - Surmonter les défis	32
6	Semaine 4 - Vers une nouvelle norme	40
7	Intégrer l'activité physique	49
8	Conclusion et maintien des acquis	58
9	Annexes	66

Comprendre l'addiction au sucre

Les méfaits du sucre sur la santé

La consommation excessive de sucre a des répercussions profondes sur notre santé, allant au-delà de la simple question de poids. Elle touche notre métabolisme, augmente le risque de maladies graves et peut même affecter notre santé mentale.

Impact sur le métabolisme

Le sucre, en particulier le sucre raffiné et les glucides simples, perturbe de manière significative notre métabolisme. Lorsqu'il est consommé en excès, il provoque des pics de glycémie suivis de chutes brusques. Ce cycle incessant met une pression énorme sur le pancréas, organe responsable de la production d'insuline, l'hormone qui régule le taux de sucre dans le sang. Au fil du temps, cette sollicitation excessive peut conduire à une résistance à l'insuline, précurseur du diabète de type 2. De plus, le sucre excédentaire dans le sang est stocké sous forme de graisse, menant à une prise de poids et à l'obésité, surtout lorsque l'activité physique est insuffisante pour compenser.

Risques pour la santé

Les conséquences d'une alimentation riche en sucre s'étendent bien au-delà du diabète et de l'obésité. Elles incluent un risque accru de :

- **Diabète de Type 2** : Une consommation excessive de sucre peut mener à une résistance à l'insuline, augmentant significativement le risque de développer cette maladie chronique.
- **Maladies cardio-vasculaires** : Les régimes riches en

sucre contribuent à l'augmentation des triglycérides, une forme de graisse dans le sang, et à l'hypertension, augmentant ainsi le risque de crises cardiaques et d'AVC.

- **Certains types de cancer** : Des études ont suggéré un lien entre une consommation élevée de sucre et un risque accru de certains cancers, comme le cancer du sein et du côlon.

Effets sur la santé mentale

Les effets du sucre sur la santé mentale sont souvent moins connus mais tout aussi importants. Une alimentation riche en sucre peut contribuer à :

- **Anxiété et dépression** : Les fluctuations rapides de la glycémie peuvent affecter l'humeur, conduisant à des sentiments d'anxiété et de dépression chez certains individus.

- **Troubles de l'humeur** : Le sucre peut exacerber les symptômes de certains troubles de l'humeur, en raison de son impact sur l'inflammation et les déséquilibres hormonaux.

- **Dépendance et fringales** : La dépendance au sucre peut créer un cycle de fringales et de consommation qui affecte négativement le bien-être mental.

La prise de conscience des effets néfastes du sucre sur notre santé est le premier pas vers un changement positif. En comprenant comment le sucre affecte notre corps, nous pouvons faire des choix plus éclairés et adopter des habitudes alimentaires qui favorisent notre bien-être global. Dans les prochaines sous-parties, nous explorerons ensemble l'addiction au sucre et les stratégies pour identifier et éviter les sucres cachés, autant d'éléments clés pour entamer ce chemin vers une meilleure santé.

L'Addiction au sucre - Une réalité alarmante

L'addiction au sucre est un problème de santé sérieux et assez méconnu.
Pour lutter efficacement contre cette dépendance, il est essentiel de comprendre ses mécanismes et de savoir reconnaître ses signes.

Mécanismes neurologiques de l'addiction

Le sucre agit sur le cerveau de manière similaire à certaines substances addictives. Lorsque nous consommons du sucre, il stimule la libération de dopamine dans le cerveau, particulièrement dans le système de récompense. Cette libération de dopamine provoque une sensation de plaisir et de bien-être. Cependant, avec une consommation répétée et excessive, le cerveau commence à s'adapter à ces pics de dopamine, menant à une réduction de la réponse naturelle du cerveau et à un besoin accru de sucre pour obtenir le même effet de satisfaction.

Comparaison avec d'autres addictions

L'addiction au sucre partage plusieurs caractéristiques avec d'autres dépendances, comme celles à la nicotine ou aux opioïdes. Cela inclut la recherche constante de la substance, une augmentation de la quantité nécessaire pour obtenir le même effet (tolérance), et des symptômes de sevrage en cas de réduction ou d'arrêt de la consommation. Bien que l'addiction au sucre soit souvent moins intense que ces autres formes de dépendance, elle n'en reste pas moins réelle et peut être tout aussi difficile à surmonter.

Identifier les signes et symptômes de l'addiction au sucre

Voici quelques signes et symptômes révélant une possible addiction au sucre :

- **Envies constantes** : Un désir intense et régulier de produits sucrés, même en l'absence de faim.

- **Consommation excessive** : Manger de grandes quantités de sucreries ou d'aliments sucrés, souvent plus que prévu ou souhaité.

- **Perte de contrôle** : Difficulté à limiter la consommation de sucre malgré le désir de le faire.

- **Retraits émotionnels et physiques** : Ressentir de l'irritabilité, de l'anxiété, des maux de tête, ou de la fatigue en cas de réduction de la consommation de sucre.

- **Impact sur les activités quotidiennes** : L'envie de sucre devient si forte qu'elle interfère avec les activités quotidiennes ou les obligations.

Prendre conscience de l'addiction au sucre et de ses effets sur notre corps et notre esprit est le premier pas vers le changement. Il est important de se rappeler que, bien que la lutte contre cette dépendance puisse être difficile, elle est tout à fait réalisable avec les bonnes stratégies et un soutien adéquat. Dans la suite de ce livre, nous explorerons comment rompre le cycle de la dépendance au sucre et adopter des habitudes alimentaires saines pour une vie meilleure et plus épanouie.

Détecter et éviter les sucres cachés

Une étape essentielle pour réduire la consommation de sucre est de savoir identifier et éviter les sucres cachés qui se trouvent souvent dans les aliments transformés. Une alimentation consciente commence par une compréhension claire de ce que nous consommons.

Identification des sucres cachés

Les sucres cachés peuvent se présenter sous diverses formes et noms bien souvent méconnus. Voici quelques-uns des noms courants du sucre à rechercher sur les étiquettes alimentaires :

- **Noms se terminant en 'ose'** : comme le fructose, le glucose, le dextrose, et le maltose.
- **Sirops et nectars** : tels que le sirop de maïs à haute teneur en fructose, le sirop d'agave, et le sirop de riz brun.
- **Sucres naturels** : comme le miel, la mélasse et le sucre de canne.

Les sucres cachés se trouvent souvent dans les sauces préparées, les céréales pour petit-déjeuner, les boissons, les barres de céréales, et même les aliments salés comme les soupes en conserve et les plats préparés.

Stratégies pour éviter les pièges

Pour éviter de tomber dans le piège des sucres cachés, nous t'invitons à suivre ces conseils pratiques :

1. **Lire attentivement les étiquettes** : Prends le temps de lire les listes d'ingrédients sur les emballages. Les sucres

cachés sont souvent listés parmi les premiers ingrédients.

2. **Privilégier les aliments non transformés** : Base ton alimentation sur des aliments entiers et non transformés - fruits, légumes, grains entiers, et protéines maigres.

3. **Cuisiner soi-même** : En cuisinant toi-même, tu contrôle la quantité et le type de sucre ajouté à tes plats.

Choisir des alternatives saines

Remplacer le sucre raffiné par des alternatives plus saines peut également t'aider à réduire ta consommation globale de sucre :

- **Fruits et fruits séchés** : Utilise des fruits frais ou séchés pour sucrer naturellement tes plats et tes desserts.

- **Édulcorants naturels** : Opte pour des édulcorants comme le stévia ou l'érythritol qui n'augmentent pas la glycémie.

- **Cannelle et vanille** : Ces épices peuvent ajouter une douceur naturelle sans les calories supplémentaires du sucre.

En apprenant à détecter et à éviter les sucres cachés, tu fais un grand pas vers une alimentation plus saine. Cette prise de conscience te permettra de faire des choix alimentaires éclairés, réduisant ainsi ta dépendance au sucre et améliorant ta santé générale.

Chaque petit pas compte, et en adoptant ces habitudes, tu seras sur la voie d'une vie plus saine et plus équilibrée.

Préparation au défi 30 jours

Pour réussir dans ton parcours de réduction de sucre, il est essentiel de fixer des objectifs clairs et réalisables. La méthode SMART est un excellent moyen de structurer ces objectifs.
SMART signifie : Spécifique, Mesurable, Atteignable, Réaliste et Temporel.

Comprendre et appliquer les objectifs SMART

- **Spécifique** : Tes objectifs doivent être clairs et précis. Au lieu de dire simplement « je veux réduire le sucre », définis quel type de sucre tu réduiras (sucre ajouté, boissons sucrées…) et dans quelles circonstances.

- **Mesurable** : Assure-toi que tu peux mesurer tes progrès. Par exemple, décide de réduire la quantité de sucre ajouté à ton café de deux cuillères à une, voire aucune.

- **Atteignable** : Fixe des objectifs qui sont réalistes compte tenu de ta situation actuelle. Si tu as l'habitude de boire plusieurs sodas par jour, commence par en réduire la quantité avant de les éliminer complètement.

- **Réaliste** : Ton objectif doit être faisable et pertinent. Si tu sais que tu ne peux pas renoncer complètement à certains aliments, envisage de réduire leur fréquence ou leur quantité dans un premier temps.

- **Temporel** : Définis une échéance pour tes objectifs. Par exemple : dans deux semaines, tu devras avoir réduit de moitié ta consommation de sucre ajouté.

Prendre en compte le style de vie et les habitudes alimentaires

Il est essentiel de tenir compte de ton mode de vie et de tes habitudes alimentaires actuelles lors de la définition de tes objectifs. Si tu es une personne très active, tes besoins énergétiques et donc ta consommation de sucre seront différents de ceux d'une personne moins active. De même, si ton alimentation est actuellement riche en sucre, il pourrait être plus réaliste de réduire progressivement plutôt que d'éliminer complètement le sucre tout de suite.

Adapter les objectifs à tes besoins de santé

Tes besoins de santé personnels doivent également être pris en compte. Si tu as des conditions médicales telles que le diabète ou l'obésité, tes objectifs en matière de réduction de sucre seront probablement différents de ceux d'une personne en bonne santé générale. Il est toujours recommandé de consulter un professionnel de la santé pour obtenir des conseils adaptés à ta situation.

Fixer des objectifs SMART dans ton parcours de réduction de sucre est un pas essentiel vers le succès. Ces objectifs te donnent une feuille de route claire à suivre et t'aident à rester concentré et motivé. Souviens-toi que chaque petit pas compte et qu'avec de la persévérance et de la détermination, tu peux atteindre tes objectifs.

Planifier tes repas et collations

Une planification judicieuse des repas et des collations est cruciale dans ton parcours de réduction du sucre. Cela aide non seulement à maintenir une alimentation équilibrée, mais aussi à éviter les tentations impulsives.

Voici des conseils pratiques pour organiser tes repas et collations sans sucre :

1. **Anticiper et planifier** : Prends le temps chaque semaine de planifier tes repas. Cela peut impliquer de choisir des recettes, de préparer une liste de courses, et de prévoir des alternatives saines pour les moments où tu es pressé.

2. **Variété et équilibre** : Assure-toi que tes repas incluent un bon équilibre de protéines, de graisses saines, et de glucides complexes. La variété est la clé pour éviter l'ennui alimentaire et maintenir l'intérêt.

3. **Préparation des aliments à l'avance** : Consacrer du temps à préparer tes repas à l'avance peut grandement t'aider à respecter ton plan. Cuisiner en grandes quantités et utiliser des portions congelées ou réfrigérées facilite la consommation de repas sains tout au long de la semaine.

Exemple de plan de repas pour une semaine

	Petit-déjeuner	Déjeuner	Dîner	Collations
Lundi	Flocons d'avoine nature avec des fruits frais et des noix	Salade de quinoa avec légumes grillés et vinaigrette maison	Poulet grillé avec légumes verts et patates douces	Carottes avec houmous, pomme
Mardi	Yaourt grec nature avec baies et une poignée d'amandes	Wrap de dinde avec beaucoup de légumes	Saumon au four avec asperges et riz brun.	Tranches de concombre et fromage frais, poire
Mercredi	Smoothie vert avec épinards, banane, et lait d'amande	Bol de Buddha avec riz brun, légumes variés, et tofu grillé	Spaghetti de courgettes avec sauce tomate maison et boulettes de viande de dinde	Tranches de pomme avec beurre d'amande, yaourt grec
Jeudi	Omelette aux légumes avec une tranche de pain complet	Salade de poulet grillé avec avocat, tomates, et vinaigrette à l'huile d'olive	Filet de morue en papillote avec légumes de saison et quinoa	Poivrons coupés avec guacamole, une poignée de noix
Vendredi	Pancakes aux bananes et flocons d'avoine, garnis de fruits frais	Soupe de lentilles avec un petit pain complet	Pizza maison à la pâte de chou-fleur avec garniture de légumes et mozzarella	Bâtonnets de céleri avec fromage à la crème, baies fraîches
Samedi	Bol de muesli sans sucre avec du lait végétal et des fruits secs	Wrap végétarien avec hummus, concombre, laitue, et carottes	Poulet au curry avec du riz basmati et légumes verts	Un fruit de saison, yaourt grec avec un peu de miel
Dimanche	Fromage blanc avec des noix et des tranches de pêche	Burger de saumon avec salade verte et vinaigrette citronnée	Ragoût de légumes avec un morceau de pain complet	Tranches de concombre et tomates cerises, une poignée de graines de citrouille

L'importance de la préparation et de la cuisson

La préparation de tes repas te permet de contrôler les ingrédients utilisés. Opte pour des méthodes de cuisson simples comme la cuisson à la vapeur, au four, ou à la poêle. Évite les sauces prêtes à l'emploi et préfère des assaisonnements naturels comme les herbes, les épices, l'ail, le citron et le vinaigre pour ajouter de la saveur sans sucre ajouté. Cela peut sembler exigeant au début, mais avec de la pratique, cela deviendra une seconde nature. N'oublie pas que chaque choix alimentaire conscient te rapproche de ton objectif d'une vie plus saine.

Conseils pour réduire progressivement le sucre

Réduire ta consommation de sucre ne doit pas être un processus radical ou frustrant. Une approche progressive et mesurée est souvent plus durable et moins intimidante. Voici des conseils pour réduire graduellement le sucre dans ton alimentation, tout en gérant efficacement tes envies sucrées.

Réduction progressive du sucre

- **Commencer petit** : Identifie une source de sucre dans ton alimentation que tu peux réduire facilement.

- **Remplacer plutôt qu'éliminer** : Trouve des alternatives plus saines pour satisfaire tes envies de sucre. Par exemple, préfère des fruits frais à des bonbons ou des biscuits sucrés.

- **Diminuer progressivement** : Réduis lentement la quantité de sucre que tu consomme dans tes aliments habituels. Cela peut être fait en ajustant tes recettes ou en choisissant des produits avec moins de sucre ajouté.

Gestion des envies de sucre

- **Identifier les *triggers*** : Comprends ce qui déclenche tes envies de sucre. Est-ce l'ennui, le stress, ou une habitude après les repas ? En identifiant ces déclencheurs, tu pourras développer des stratégies pour les gérer.

- **Snacks sains à portée de main** : Garde des alternatives saines facilement accessibles. Des noix, des fruits, ou des yaourts nature peuvent apaiser tes envies sans recourir au sucre.

- **Hydratation** : Parfois, la soif est confondue avec la faim.

Boire de l'eau ou des tisanes sans sucre peut aider à réduire les envies de sucre.

Lire les étiquettes alimentaires

- **Éducation** : Apprends à lire et à comprendre les étiquettes alimentaires. Recherche non seulement le contenu en sucre, mais aussi les différents noms sous lesquels il peut se cacher.

- **Choisir des alternatives saines** : Privilégie les aliments qui contiennent des sucres naturels, comme les fruits, plutôt que des sucres ajoutés. Méfie-toi des aliments étiquetés comme « sans sucre » qui peuvent contenir des édulcorants artificiels.

La réduction progressive du sucre est un voyage qui demande du temps et de la patience. Il est important de célébrer chaque petite victoire et de ne pas être trop dur avec soi-même en cas de petits écarts.
En adoptant ces changements petit à petit, tu construis des habitudes saines et durables pour ton avenir.

Semaine 1 – Lancement du défi

Journal alimentaire et suivi des progrès

En débutant ton défi, un journal alimentaire est un outil inestimable. Il t'aide non seulement à suivre ce que tu manges, mais aussi à comprendre tes habitudes alimentaires et tes réactions émotionnelles face au sucre.

La tenue d'un journal alimentaire

Tenir un journal alimentaire implique plus que de simplement noter les aliments consommés. Voici comment le rendre efficace :

Enregistrement précis : Note tout ce que tu manges et bois, en y incluant les quantités. N'oublie pas les petits extras comme un morceau de sucre dans ton café.

Suivi du sucre : Porte une attention particulière à tout ce qui contient du sucre, même en petites quantités. Cela inclut les sucres ajoutés et les sucres naturels.

Fréquence et moment : Note non seulement ce que tu manges, mais aussi quand tu le mange. Cela peut t'aider à identifier les modèles ou les périodes de la journée où tu es le plus susceptible de consommer du sucre.

Noter les émotions et les déclencheurs

Ton journal doit également inclure tes émotions et les circonstances entourant tes choix alimentaires :

- **Émotions** : Note comment tu te sens avant et après avoir mangé, surtout si tu consomme des aliments sucrés. Cela peut révéler des liens entre tes émotions et tes habitudes alimentaires.

- **Déclencheurs** : Identifie les situations ou les événements qui augmentent tes envies de sucre. Cela peut être le stress, l'ennui, la fatigue, ou des événements sociaux.

Évaluation et célébration des progrès

Un journal alimentaire sert également à évaluer tes progrès et à célébrer tes réussites :

- **Révision hebdomadaire** : Prends le temps chaque semaine de relire ton journal. Observe les tendances, les améliorations, et les domaines nécessitant encore des ajustements.

- **Célébration des petites victoires** : Chaque pas vers une réduction de sucre, peu importe sa taille, est une victoire. Célèbre ces moments pour maintenir ta motivation.

- **Ajustements basés sur les données** : Utilise les informations de ton journal pour faire des ajustements ciblés dans tes habitudes alimentaires. Si tu constates que tu consomme régulièrement du sucre à certaines heures, planifie des collations saines à ces moments-là.

Ton journal alimentaire est un compagnon fidèle dans ton voyage vers une vie moins sucrée. Il offre une perspective précieuse et personnalisée sur tes habitudes, tes défis et tes succès. En t'engageant à le tenir régulièrement, tu te dote d'un outil puissant pour atteindre tes objectifs de santé et de bien-être.

Recettes pour démarrer la semaine

Commencer ton défi avec des recettes savoureuses et nutritives est essentiel.
Voici des idées de repas et de collations sans sucre ajouté pour chaque moment de la journée.

Petit-déjeuner	Déjeuner	Dîner	Collations
Smoothie vert énergisant : épinards frais, une demi-banane, des myrtilles, une cuillère à soupe de beurre d'amande, et du lait d'amande non sucré	**Salade de quinoa et légumes grillés :** quinoa cuit, poivrons, aubergines, courgettes grillées, et une vinaigrette à l'huile d'olive et au citron	**Saumon grillé avec asperges :** filets de saumon, asperges, huile d'olive, jus de citron, sel et poivre.	**Houmous et légumes crus :** houmous, carottes, concombres, et poivrons en bâtonnets
Omelette aux légumes : œufs, épinards, tomates, champignons, et un peu de fromage feta	**Wrap de poulet et avocat :** tranches de poitrine de poulet grillé, avocat, laitue, tomate, dans une galette de blé entier	**Curry de légumes aux lentilles :** lentilles, lait de coco, curry en poudre, brocoli, carottes, et épinards	**Yaourt nature avec noix et baies :** yaourt grec nature, un mélange de baies fraîches, et une poignée de noix

Ces recettes sont conçues pour être satisfaisantes et délicieuses, utilisant des ingrédients naturels pour apporter de la saveur sans recourir au sucre.

Conseils pour rendre les repas goûteux sans sucre

- **Utiliser des herbes et épices** : Rehausse la saveur de tes plats avec des herbes fraîches ou séchées comme le basilic, le thym, ou le cumin. Les épices comme la cannelle, le paprika, ou le curcuma ajoutent également une profondeur de goût sans avoir besoin de sucre.

- **Jouer avec les textures** : Varie les textures dans tes plats pour les rendre plus intéressants. Par exemple, ajoute des noix croquantes à une salade ou des morceaux de fruits frais à un yaourt.

- **Acidité et fraîcheur** : L'ajout d'un peu de jus de citron ou de vinaigre peut équilibrer et illuminer un plat. Les herbes fraîches comme la menthe ou la coriandre apportent une touche de fraîcheur.

- **Cuisson des aliments** : Les méthodes de cuisson comme la rôtisserie, la grillade ou la cuisson à la vapeur peuvent améliorer la saveur naturelle des aliments sans ajout de sucre.

En incorporant ces recettes et conseils dans ta routine alimentaire, tu commenceras ton défi sur une note positive et savoureuse.

N'oublie pas que la variété et la créativité dans la cuisine sont tes alliées pour réussir ce défi tout en te régalant.

Gérer les envies de sucre

Au début de ton défi, il est normal de rencontrer des envies de sucre. Ces envies peuvent être intenses, mais avec les bonnes stratégies, tu peux les gérer efficacement et rester sur la voie de tes objectifs.

Stratégies pour gérer et réduire les envies de sucre

- **Identifier les causes des envies** : Comprends ce qui déclenche tes envies de sucre. Cela peut être dû à l'habitude, à des émotions spécifiques, à la fatigue ou à l'ennui. Une fois que tu as identifié ces déclencheurs, tu peux travailler à les contrôler ou les éviter.

- **Boire de l'eau** : Boire un verre d'eau lorsque tu ressens une envie de sucre peut aider à la réduire.

- **Manger équilibré** : Assure-toi que tes repas et collations contiennent un bon équilibre de protéines, de graisses et de fibres. Cela aide à stabiliser la glycémie et peut diminuer les envies de sucre.

Comprendre la différence entre faim réelle et envies

Il est crucial de distinguer la faim réelle des envies de sucre :

- **Faim réelle** : Elle se manifeste progressivement et peut être satisfaite avec une variété d'aliments.

- **Envies de sucre** : Elles sont soudaines, spécifiques à certains aliments (généralement sucrés) et ne sont pas liées à un besoin réel de nourriture.

Méthodes alternatives pour satisfaire les envies

- **Activités distrayantes** : Engage-toi dans des activités qui détournent ton attention des envies de sucre, comme la lecture, une promenade, ou un *hobby*.

- **Aliments de substitution sains** : Si tu as une envie de sucré, opte pour des alternatives saines comme des fruits frais, du yaourt nature, ou une poignée de noix.

- **Gestion du stress** : Comme le stress peut souvent déclencher des envies de sucre, pratique des techniques de relaxation comme la méditation, le yoga ou des exercices de respiration profonde.

Se rappeler que les envies de sucre sont temporaires et gérables peut être très motivant. Chaque fois que tu résiste à une envie, tu renforce ta détermination et ta capacité à prendre des décisions saines. Garde en tête tes objectifs de santé et le bien-être à long terme que tu vas gagner en réduisant ta consommation de sucre. Tu as la force et les outils nécessaires pour réussir ce défi !

Semaine 2 - Renforcer les habitudes

Introduction d'alternatives au sucre

Il est désormais temps de renforcer tes habitudes en intégrant des alternatives saines au sucre. Ces substituts naturels peuvent t'aider à satisfaire tes envies de douceur sans les effets négatifs du sucre raffiné.

Conseils sur les substituts naturels du sucre

- **Stevia** : Un édulcorant naturel extrait des feuilles de la plante Stevia rebaudiana. Il est beaucoup plus sucré que le sucre mais ne contient pas de calories.
Utilisation : Parfait pour sucrer les boissons comme le café ou le thé. Utilise-le <u>avec modération</u> car son goût est plus sucré que le sucre.

- **Érythritol** : Un alcool de sucre naturellement présent dans certains fruits. Il a environ 70% de la douceur du sucre mais presque pas de calories.
Utilisation : Bien adapté pour la cuisson, car il résiste à la chaleur. Convient pour les gâteaux et les pâtisseries.

- **Sirop d'Agave** : Un sirop sucré fabriqué à partir de la sève de l'agave. Il est plus sucré que le sucre et a un indice glycémique plus bas.
Utilisation : Idéal pour sucrer les yaourts, les smoothies ou comme nappage pour les crêpes. À utiliser <u>avec modération</u> en raison de sa teneur élevée en fructose.

Avantages et inconvénients des substituts de sucre

- **Stevia** :

Avantages : Sans calories, ne provoque pas de pics de glycémie.
Inconvénients : Goût légèrement amer ou réglisse pour certains.

- **Érythritol** :

Avantages : Faible en calories, ne cause pas de caries dentaires.
Inconvénients : Peut provoquer des troubles digestifs en grandes quantités.

- **Sirop d'Agave** :

Avantages : Indice glycémique plus bas, saveur neutre.
Inconvénients : Riche en fructose, à utiliser <u>avec modération</u> pour éviter un impact négatif sur la santé du foie.

L'introduction de ces substituts naturels du sucre dans ton alimentation est une étape importante pour renforcer tes nouvelles habitudes alimentaires saines. Expérimente avec ces alternatives pour trouver celles qui te conviennent le mieux, tant en termes de goût que de santé. Rappelle-toi que le but est de réduire ta consommation globale de sucre, tout en profitant de saveurs agréables et satisfaisantes. N'oublie pas de toujours considérer ces substituts comme une partie d'une alimentation équilibrée et variée.

Exemples de recettes avec des alternatives au sucre

Muffins à la Stevia	Crème Glacée à l'Érythritol	Pancakes au Sirop d'Agave
Ingrédients : Farine complète, Stevia, œufs, huile de coco, lait d'amande, et myrtilles. **Préparation** : Mélange les ingrédients secs et humides séparément, puis combine-les et ajoute les myrtilles. Fais cuire au four préchauffé jusqu'à ce qu'ils soient dorés.	**Ingrédients** : Crème, lait, érythritol, vanille. **Préparation** : Mélange tous les ingrédients et utilise une sorbetière pour obtenir une consistance lisse	**Ingrédients** : Farine d'avoine, lait, œufs, levure, et sirop d'agave pour garnir. **Préparation** : Mélange les ingrédients pour former une pâte, fais cuire dans une poêle chaude, et sers avec un filet de sirop d'agave.

Recettes et idées de snacks sains

Lorsque tu travailles à réduire ta consommation de sucre, avoir sous la main des options de snacks sains et nourrissants est crucial pour prévenir les fringales et maintenir un niveau d'énergie stable tout au long de la journée.

Snacks Nutritifs Sans Sucre Ajouté

Bâtonnets de Légumes et Trempette au Yaourt	Roulés de Dinde et Fromage	Amandes et Noix Non Salées
Prépare une sélection de bâtonnets de légumes comme les carottes, concombres, et céleris. Accompagne-les d'une trempette au yaourt nature assaisonnée avec de l'ail, du jus de citron, et des herbes.	Utilise des tranches de dinde maigre et enroule-les autour de bâtonnets de fromage.	Un petit sachet d'amandes ou de noix est un snack parfait. Les noix sont riches en nutriments et en graisses saines, aidant à vous sentir rassasié plus longtemps

Snacks rapides et faciles

1. **Fruits frais ou séchés :**

Les fruits sont naturellement sucrés et peuvent satisfaire les envies de sucre. Opte pour des fruits frais ou des fruits séchés sans sucre ajouté comme les dattes ou les abricots secs.

2. **Popcorn nature :**

Le popcorn est une excellente collation faible en calories lorsqu'il est préparé sans sucre ou beurre. Assaisonne-le avec un peu de sel de mer ou des épices pour plus de saveur.

3. **Barres de céréales maison :**

Prépare tes propres barres de céréales avec des flocons d'avoine, des fruits secs, des noix et un peu de miel ou de sirop d'érable pour lier le tout. À cuire au four pour une collation pratique à emporter.

Conseils pour des snacks sains

- **Planification** : Prépare tes snacks à l'avance pour éviter de te tourner vers des options moins saines lorsque tu as faim.

- **Variété** : Garde une variété de snacks sains à disposition pour ne pas te lasser.

- **Portions contrôlées** : Fais attention aux portions pour éviter de manger trop, même lorsque les snacks sont sains.

Intégrer ces snacks sains dans ta routine quotidienne t'aidera à maintenir tes efforts de réduction du sucre en satisfaisant tes papilles.

Se préparer des snacks nutritifs et savoureux est un excellent moyen de prendre soin de ta santé et de rester engagé dans ton défi de réduction du sucre. N'oublie pas que chaque choix sain est un pas de plus vers un mode de vie plus équilibré et énergique.

Importance de l'hydratation

Dans la deuxième semaine de notre défi, il est essentiel de reconnaître l'importance de l'hydratation, en particulier dans la gestion des envies de sucre. Boire suffisamment d'eau joue un rôle crucial dans notre santé générale et peut t'aider à contrôler tes fringales.

L'hydratation et la gestion des envies de sucre

Une bonne hydratation peut contribuer à réduire significativement les envies de sucre. Parfois, le corps interprète à tort la déshydratation comme une sensation de faim, ce qui peut conduire à des envies de sucre. Boire de l'eau régulièrement aide à maintenir l'équilibre des fluides dans le corps et peut réduire la probabilité de confondre soif et faim.

Effets de la déshydratation sur les choix alimentaires

La déshydratation peut affecter tes choix alimentaires de plusieurs manières :

- **Confusion entre soif et faim** : Lorsque tu es déshydraté, tu peux ressentir une faim qui est en fait une soif déguisée, ce qui peut conduire à des choix alimentaires malsains, notamment le grignotage sucré.
- **Impact sur l'énergie et l'humeur** : La déshydratation peut causer de la fatigue et une baisse de l'humeur, ce qui peut augmenter les envies de sucre comme moyen rapide de « remonter le moral ».

Idées pour augmenter l'apport en liquides

Pour rester bien hydraté, voici quelques idées créatives :

- **Eau aromatisée sans sucre :**

Ajoute des tranches de fruits frais, comme du citron, de la lime, ou des concombres, à ton eau pour une touche de saveur naturelle. Les herbes fraîches comme la menthe ou le basilic peuvent également ajouter une saveur rafraîchissante.

- **Tisanes :**

Les tisanes sont une excellente option pour augmenter ta consommation de liquides. Elles sont disponibles dans une variété de saveurs et peuvent être dégustées chaudes ou froides.

- **Eau de coco naturelle :**

L'eau de coco est une boisson hydratante naturelle. Assure-toi de choisir une version sans sucre ajouté.

Garder un œil sur ton hydratation est un moyen simple et efficace de soutenir tes efforts pour réduire la consommation de sucre. En intégrant ces conseils dans ta routine quotidienne, tu t'assures non seulement de rester hydraté, mais aussi de mieux gérer tes envies de sucre. Rappelle-toi que chaque verre d'eau est un pas vers un mode de vie plus sain et équilibré.

Semaine 3 – Surmonter les défis

Comment faire face aux retombées

Dans la troisième semaine du défi, tu pourrais rencontrer des *challenges* spécifiques en continuant à réduire ta consommation de sucre. Les situations sociales, le stress quotidien et les tentations peuvent mettre à l'épreuve ta résolution. Voici comment gérer ces situations tout en restant fidèle à tes objectifs de santé.

Affronter les défis communs

- **Sorties sociales :**

Les événements sociaux peuvent souvent présenter des tentations sous forme de nourriture et de boissons sucrées. Avant d'assister à un événement, mange un repas sain pour éviter la faim. Lorsque tu es à l'événement, concentre-toi sur des choix plus sains et si possible, propose d'apporter un plat ou une boisson saine.

- **Gestion du stress :**

Le stress peut déclencher des envies de sucre. Pratique des techniques de gestion du stress telles que la méditation, la respiration profonde ou l'exercice physique régulier pour t'aider à contrôler ces envies.

Stratégies pour maintenir des choix alimentaires sains

- **Planification et préparation :**

Planifie tes repas et collations à l'avance pour éviter les choix impulsifs. Avoir des alternatives saines et satisfaisantes à portée de main peut grandement aider.

- **Communication avec les autres :**

Lorsque tu sors ou es invité à manger, n'hésite pas à communiquer tes préférences alimentaires. La plupart des gens sont compréhensifs et peuvent même être curieux de ton défi.

- **Choix de restaurants :**

Lorsque tu manges à l'extérieur, choisis des restaurants qui offrent des options saines et où il est plus facile de contrôler les ingrédients et les méthodes de cuisson.

Résilience et flexibilité

- **Accepter les écarts :**

Si tu fais un écart, ne sois pas trop dur avec toi-même. Accepte que les écarts fassent partie du voyage et qu'ils ne signifient pas un échec.

- **Apprendre de l'expérience :**

Utilise l'écart comme une occasion d'apprendre. Qu'est-ce qui a déclenché la rechute ? Comment peux-tu mieux gérer la situation à l'avenir ?

- **Revenir sur la bonne voie :**

Après un écart, concentre-toi sur le retour à tes habitudes saines. Un écart ne définit pas ton parcours ; c'est ta réponse à long terme qui compte.

Surmonter les défis et les retombées fait partie intégrante de ton parcours vers une vie moins sucrée. En adoptant une approche flexible et résiliente, tu seras mieux équipé pour gérer ces situations et rester engagé dans ton objectif de réduction du sucre.
Souviens-toi : chaque jour est une nouvelle opportunité de faire des choix sains et de progresser vers une meilleure santé.

Techniques de gestion du stress

Le stress joue un rôle significatif dans les choix alimentaires, souvent en augmentant les envies de sucre. Apprendre à gérer efficacement le stress est donc un élément crucial pour maintenir un régime alimentaire sain et réussir ton défi.

L'impact du stress sur les choix alimentaires

Lorsque nous sommes stressés, notre corps produit des hormones de stress, comme le cortisol, qui peuvent augmenter les envies de sucre. Le sucre peut temporairement améliorer l'humeur grâce à la libération de dopamine, créant ainsi un cycle de dépendance au sucre pour gérer le stress. Cependant, cette solution est temporaire et peut conduire à des habitudes alimentaires malsaines.

Techniques de gestion du stress

- **Méditation :**

La méditation peut aider à réduire le stress en améliorant la conscience de soi et en offrant une pause mentale nécessaire. Pratiquer la méditation quotidiennement, même pour quelques minutes, peut avoir un impact positif sur la gestion du stress.

- **Exercice régulier :**

L'activité physique libère des endorphines, des hormones qui agissent comme des antidépresseurs naturels. Un exercice régulier, qu'il s'agisse d'une marche rapide, du yoga, ou d'un entraînement plus intense, peut aider à réduire le niveau de stress et à diminuer les envies de sucre.

- **Respiration profonde :**

Les techniques de respiration profonde, comme la respiration diaphragmatique, peuvent aider à calmer le système nerveux. Pratique des exercices de respiration profonde lorsque tu ressens des montées de stress.

Comment la gestion du stress aide à maintenir un régime alimentaire sain ?

Une bonne gestion du stress peut non seulement réduire les envies de sucre mais aussi aider à maintenir un régime alimentaire équilibré.
Lorsque nous sommes moins stressés, nous sommes plus susceptibles de prendre des décisions réfléchies concernant notre alimentation, plutôt que de céder à des envies impulsives. De plus, en gérant le stress efficacement, nous pouvons améliorer notre sommeil et notre humeur, deux facteurs importants pour un mode de vie sain.

Gérer le stress est une compétence essentielle pour ton bien-être général et ton succès dans ce défi de réduction du sucre. En adoptant des techniques de gestion du stress, tu renforceras ta capacité à faire des choix alimentaires sains et à surmonter les *challenges* liés à cette réduction du sucre. Rappelle-toi que prendre soin de ta santé mentale est tout aussi important que de prendre soin de ta santé physique.

Maintenir la motivation

À la troisième semaine de votre défi de réduction de sucre, maintenir la motivation peut devenir un *challenge* en soi. Voici quelques stratégies pour rester engagé et motivé tout au long de ton parcours.

Conseils pour rester motivé

- **Fixer des mini-objectifs :**

Se fixer des objectifs plus petits et réalisables peut être moins intimidant et plus gratifiant. Par exemple, définis un objectif pour une semaine sans sucre ajouté dans les boissons ou prévois de préparer tous tes repas à la maison.

- **Célébrer les petites victoires :**

Chaque jour sans sucre ajouté est une victoire. Prends le temps de reconnaître et de célébrer ces succès. Cela peut être aussi simple que de noter tes réalisations dans ton journal ou de te récompenser avec une activité non alimentaire que tu aimes.

- **Créer un réseau de soutien :**

Partage ton défi avec des amis, de la famille ou rejoins un groupe en ligne de personnes qui ont des objectifs similaires. Un réseau de soutien peut offrir encouragement, conseils et responsabilité.

L'importance de se rappeler les raisons de ton défi

- **Se rappeler les bienfaits :**

Lorsque la motivation faiblit, rappelle-toi pourquoi tu as commencé ce défi. Que ce soit pour améliorer ta santé, augmenter ton énergie ou prévenir des maladies, ces raisons peuvent t'aider à rester concentré sur tes objectifs.

- **Visualiser le succès :**

Imagine les résultats positifs que tu obtiendras en réduisant ta consommation de sucre. Que ce soit se sentir plus sain, perdre du poids ou avoir une meilleure peau, garder ces images en tête peut servir de puissante motivation.

Garder la motivation peut être difficile, mais avec les bonnes stratégies, tu peux surmonter les baisses d'enthousiasme et rester sur la voie de la réussite. N'oublie pas que chaque choix sain que tu fais te rapproche de tes objectifs à long terme. Sois indulgent avec toi-même et reconnais que le changement est un processus, pas une course. Continue à avancer, même si c'est par de petits pas, et célèbre chaque progrès réalisé.

Semaine 4 - Vers une nouvelle norme

Évaluer et ajuster le plan alimentaire

Lors de la quatrième semaine de notre défi, il est temps de faire un bilan de tes progrès et d'ajuster ton plan alimentaire en conséquence.
Cette évaluation est essentielle pour intégrer les changements de façon durable et adaptative.

Évaluation des progrès

- **Revue du journal alimentaire :**

Reviens sur ton journal alimentaire des semaines précédentes. Analyse tes succès et tes *challenges*. As-tu réussi à réduire ta consommation de sucre ? Quelles ont été les situations les plus difficiles ?

- **Écoute de ton corps :**

Prends le temps de réfléchir à comment tu te sens. As-tu remarqué des changements dans ton énergie, ton sommeil, ou ton humeur depuis la réduction de sucre ?

- **Objectifs et réalisations :**

Évalue dans quelle mesure tu as atteint les objectifs que tu t'étais fixés au début. Célébrez vos accomplissements, peu importe leur taille.

Ajustement du plan alimentaire

- **Identifier les domaines d'amélioration :**

Sur la base de ton évaluation, identifie les domaines où tu peux encore améliorer ton alimentation. Peut-être y a-t-il des moments de la journée où les envies de sucre sont plus fortes ?

- **Adaptation des stratégies :**

Adapte tes stratégies pour mieux répondre à tes besoins. Cela peut impliquer l'introduction de nouveaux aliments sains, la modification des horaires des repas, ou l'expérimentation avec de nouvelles recettes.

- **Planification pour le futur :**

Réfléchis à comment tu peux maintenir ces changements alimentaires à long terme. Pense à des stratégies pour gérer les situations sociales, les jours stressants, et les occasions spéciales.

L'importance de l'adaptabilité et de l'écoute de son corps

- **Flexibilité dans l'approche :**

Sois flexible dans ton approche. La réduction de sucre est un processus continu et il est important de s'adapter aux changements de circonstances et d'écouter les signaux de ton corps.

- **Réajustements basés sur le bien-être :**

Si tu te sens fatigué, irrité, ou que tu as d'autres symptômes, réévalue ton plan alimentaire. Ton corps peut t'indiquer la nécessité d'un réajustement.

Félicite-toi pour le chemin parcouru dans ce défi de réduction du sucre. Se donner le temps d'évaluer et d'ajuster ton plan alimentaire est crucial pour réussir à long terme. Continue à être attentif à tes besoins et à être flexible dans ton approche, tout en restant fidèle à tes objectifs de santé. Rappelle-toi que les changements durables se construisent avec le temps et l'expérience. Chaque ajustement que tu fais est un pas de plus vers une alimentation plus saine et une vie meilleure.

Reste engagé, sois patient avec toi-même, et continue à célébrer tes progrès, aussi petits soient-ils.

Préparer le futur sans sucre

Alors que tu approches de la fin de ton défi de 30 jours, il est temps de réfléchir à la façon dont tu peux maintenir un régime faible en sucre sur le long terme. La clé est de planifier et de rester conscient de tes choix alimentaires, surtout lors d'occasions spéciales et de vacances.

Maintenir un régime faible en sucre

- **Établir des habitudes alimentaires durables :**

Intègre les habitudes que vous tu as développées pendant le défi dans ta routine quotidienne. Cela peut inclure la préparation de repas, la lecture des étiquettes alimentaires, et le choix d'aliments non transformés.

- **Développer des stratégies pour les tentations :**

Trouve des moyens de gérer les tentations dans des situations courantes, comme les fêtes d'anniversaire ou les sorties au restaurant. Cela peut impliquer de manger avant de sortir ou de choisir des alternatives plus saines.

- **Continuer l'apprentissage et l'expérimentation :**

Continue à t'éduquer sur la nutrition et à expérimenter avec de nouvelles recettes et aliments qui correspondent à un régime faible en sucre.

Planification à long terme

- **Gérer les occasions spéciales :**

Pour les vacances et autres occasions spéciales, planifie à l'avance pour inclure des options faibles en sucre. Par exemple, prépare des desserts sains ou propose d'apporter un plat que tu peux manger en toute confiance.

- **Sois préparé pour les voyages** :

Lorsque tu voyages, emporte des snacks sains et recherche des restaurants qui offrent des options compatibles avec ton régime alimentaire.

Conscience continue de la consommation de sucre

- **Surveiller les ingrédients** :

Continue à lire attentivement les étiquettes pour t'assurer de ne pas consommer de sucre caché. Reste vigilant, surtout avec les nouveaux produits.

- **Écouter ton corps** :

Sois attentif aux signaux de ton corps. Si tu consomme du sucre, observe comment vous vous sentez ensuite. Cela peut t'aider à rester motivé pour faire des choix sains.

Le passage à un régime faible en sucre n'est pas seulement un défi de 30 jours, mais un changement de mode de vie à long terme. En restant informé, préparé, et conscient de tes choix alimentaires, tu peux réussir à maintenir un régime faible en sucre et profiter des bienfaits sur ta santé et ton bien-être. Rappelle-toi que chaque choix conscient est une étape vers un avenir plus sain.
Continue sur cette voie positive, en t'adaptant et en apprenant à chaque étape de votre voyage.

Conseils pour maintenir les changements à long terme

Après avoir accompli le défi de réduire le sucre pendant quatre semaines, le véritable défi devient de maintenir ces changements à long terme. Voici des stratégies pour éviter de retomber dans de vieilles habitudes et pour garder ton régime alimentaire à la fois frais et intéressant.

Stratégies pour la pérennité des changements

- **Varier ton alimentation :**

Évite l'ennui alimentaire en intégrant une variété d'aliments dans ton régime. Expérimente avec des légumes, des fruits, des grains entiers, et des protéines que tu n'as pas encore essayés.

- **Fixer des objectifs réguliers :**

Continue à te fixer des objectifs, qu'ils soient hebdomadaires ou mensuels. Cela peut inclure des défis comme essayer une nouvelle recette chaque semaine ou intégrer un nouvel aliment sain dans ton régime.

- **Répondre aux changements de vie :**

Sois prêt à adapter ton alimentation en fonction des changements dans ta vie, qu'il s'agisse de variations dans ton emploi du temps, de ta situation familiale ou de ta santé.

L'importance de l'éducation nutritionnelle continue

- **Reste informé :**

La nutrition est un domaine en constante évolution. Reste informé sur les dernières recherches et recommandations en matière de nutrition et de santé.

- **Participe à des ateliers ou des cours** :

Si possible, participe à des ateliers de cuisine saine ou des cours de nutrition pour renforcer tes connaissances et compétences.

Exploration culinaire

- **Essayer de nouvelles recettes** :

Cherche de l'inspiration dans des livres de cuisine, des blogs culinaires ou des chaînes de cuisine. Essaye des recettes de différentes cultures qui utilisent naturellement moins de sucre.

- **Cuisine créative à la maison** :

Expérimente en cuisine en remplaçant les ingrédients riches en sucre par des alternatives plus saines. Par exemple, utilise des fruits pour sucrer naturellement tes plats.

- **Partage tes expériences** :

Partage tes nouvelles découvertes culinaires avec tes amis ou ta famille. Organiser des dîners où chacun apporte un plat sain peut être une manière ludique d'explorer de nouvelles saveurs tout en maintenant une alimentation faible en sucre.

Maintenir un régime faible en sucre sur le long terme est un engagement envers ta santé et ton bien-être. Garde ton régime alimentaire intéressant et agréable en étant ouvert à l'apprentissage et à l'expérimentation. N'oublie pas que chaque choix sain que tu fais à un impact positif durable sur ta santé. Continue à avancer avec confiance et curiosité, en sachant que tu as les outils et les connaissances nécessaires pour soutenir ce mode de vie sain. Le chemin vers une alimentation faible en sucre est une aventure continue, pleine de découvertes et d'opportunités pour nourrir ton corps et ton esprit de la meilleure façon possible. Reste motivé, reste curieux, et surtout, célèbre chaque réussite sur ton parcours.

Intégrer l'activité physique

L'importance de l'exercice dans la réduction du sucre

Intégrer l'activité physique dans ta routine quotidienne est un élément clé pour réussir dans la réduction de ta consommation de sucre. L'exercice joue un rôle vital non seulement dans la gestion du poids, mais aussi dans la régulation du taux de sucre dans le sang et l'amélioration de la sensibilité à l'insuline.

Contribution de l'activité physique à la régulation du taux de sucre

- **Amélioration de la sensibilité à l'insuline :**

L'exercice régulier augmente la sensibilité de nos cellules à l'insuline. Cela signifie que notre corps a besoin de moins d'insuline pour gérer le sucre dans votre sang, ce qui est particulièrement bénéfique pour prévenir ou gérer le diabète de type 2.

- **Utilisation efficace du glucose :**

Pendant l'activité physique, nos muscles utilisent le glucose plus efficacement comme source d'énergie, ce qui aide à réduire les niveaux de sucre dans le sang.

Comment l'exercice aide à réduire les envies de sucre ?

L'exercice physique joue un rôle crucial non seulement dans le maintien d'une bonne santé, mais aussi dans la réduction des envies de sucre.
Comprendre cette relation peut t'aider à utiliser l'activité physique comme un outil efficace dans ton défi de réduction du sucre.

Lien entre activité physique et diminution des envies de sucre

- **Réduction du stress et de l'anxiété :**

Le stress et l'anxiété sont des déclencheurs courants des envies de sucre. L'exercice libère des endorphines, souvent appelées les hormones du bonheur, qui aident à réduire le stress et l'anxiété. En diminuant ces états émotionnels, l'exercice peut indirectement réduire les envies de sucre.

- **Amélioration de l'humeur :**

L'activité physique régulière améliore l'humeur générale et le bien-être, réduisant ainsi la nécessité de chercher du réconfort dans les aliments sucrés.

Mécanismes physiologiques de l'exercice

- **Régulation de l'appétit :**

L'exercice physique peut influencer les hormones régulant la faim, comme la ghréline (hormone de la faim) et la leptine (hormone de la satiété). En modifiant les niveaux de ces hormones, l'exercice peut aider à normaliser les sensations de faim et de satiété, réduisant ainsi les envies compulsives de sucre.

- **Amélioration de la sensibilité à l'insuline :**

Comme mentionné précédemment, l'activité physique améliore la sensibilité à l'insuline, aidant ainsi à réguler les niveaux de sucre dans le sang de manière plus efficace. Des niveaux stables de sucre dans le sang sont clés pour éviter les pics de faim et les envies de sucreries.

Intégration de l'exercice pour réduire les envies de sucre

- **Exercices réguliers :**

Intègre une routine d'exercice régulière dans ton emploi du temps. Cela peut inclure des activités cardio-vasculaires, des exercices de force, du yoga, ou même des promenades rapides.

- **Activités physiques plaisantes :**

Choisis des formes d'exercice que tu apprécies. Lorsque l'activité physique est agréable, elle est plus susceptible de devenir une habitude durable.

- **Écouter ton corps :**

Sois à l'écoute de votre corps et ajuste l'intensité de l'exercice en fonction de ton niveau d'énergie et de bien-être.

Utiliser l'exercice comme un outil pour réduire les envies de sucre est une stratégie puissante et bénéfique. L'exercice ne se limite pas à l'amélioration de la condition physique ; il est également essentiel pour le bien-être mental et la gestion de l'appétit. En adoptant une approche régulière et agréable de l'activité physique, tu te donnes un avantage significatif dans la gestion des envies de sucre. Rappelle-toi que chaque séance d'exercice contribue à un plus grand contrôle sur tes choix alimentaires et à une meilleure santé globale. Garde le cap, et tu découvriras bientôt les nombreux avantages que l'exercice peut apporter à ta vie, au-delà de la simple réduction de sucre.

Bienfaits de l'exercice pour la gestion du poids et le bien-être mental

- **Gestion du poids :**

L'exercice aide à brûler des calories et à développer la masse musculaire, deux facteurs clés dans la gestion du poids. Un poids sain contribue à réduire le risque de développer des maladies liées à une consommation élevée de sucre.

- **Bien-être mental :**

L'exercice régulier libère des endorphines, des hormones du bien-être, qui peuvent aider à améliorer l'humeur et à réduire le stress et l'anxiété. Un état mental positif est essentiel pour maintenir de bonnes habitudes alimentaires et résister aux envies de sucre.

Recommandations sur l'exercice

- **Fréquence :**

Vise au moins 150 minutes d'activité physique d'intensité modérée par semaine, comme la marche rapide, le vélo ou la natation.
Cela peut être réparti en séances de 30 minutes, 5 fois par semaine.

- **Type d'exercices :**

    1. Pour les débutants : Commence avec des activités à faible impact comme la marche, le yoga ou des séances d'aquagym.

2. Pour les niveaux intermédiaires : Intègre des activités d'intensité modérée comme le vélo, la danse ou la natation.

3. Pour les plus avancés : Inclue des exercices de haute intensité et de la musculation.

- **Écoute de ton corps :**

Choisis des activités que tu apprécies et écoute ton corps pour éviter les blessures. L'important est de rester actif et de faire de l'exercice une partie régulière de votre vie.

L'exercice est un allié puissant dans ta démarche de réduction du sucre. Il ne s'agit pas seulement de brûler des calories, mais de créer un équilibre dans ton corps et votre esprit qui soutient vos objectifs de santé à long terme. Trouve des activités que tu aimes, fixe-toi des objectifs réalisables, et intègre l'exercice de manière constante dans ta vie. Cela t'aidera non seulement à réduire votre consommation de sucre, mais aussi à améliorer ta santé globale et ton bien-être. Rappelle-toi, chaque mouvement compte et contribue à ton succès dans ce défi.

Exercices faciles à intégrer dans la routine quotidienne

Intégrer l'activité physique dans ton quotidien peut sembler une tâche ardue, surtout si tu as un emploi du temps chargé. Cependant, il existe de nombreux exercices simples et pratiques que tu peux réaliser sans nécessiter beaucoup de temps ni d'équipement spécial.
Voici des suggestions pour incorporer efficacement l'exercice dans ta routine quotidienne.

Idées d'exercices simples et pratiques

- **Marche rapide :**

Profite de chaque occasion pour marcher. Que ce soit pendant ta pause déjeuner, en te rendant au travail, ou en faisant tes courses, opte pour une marche rapide. Cela améliore ton cardio et ne nécessite aucun équipement.

- **Exercices de force au poids du corps :**

Intègre des exercices comme des pompes, des squats, et des planches dans ta routine. Ces exercices peuvent être réalisés à la maison et adaptés à tous les niveaux de forme physique.

- **Séances de stretching ou de yoga :**

Pratique des étirements ou des poses de yoga simples pour améliorer ta souplesse et réduire le stress. Cela peut se faire facilement le matin après le réveil ou le soir avant de se coucher.

Exercices pour Débutants

- **Marche sur place :**

Si tu ne peux pas sortir, essaye de marcher sur place devant ta télévision ou pendant que tu écoutes de la musique.

- **Chaises squats :**

Utilise une chaise pour faire des squats. Assieds-toi et lève-toi en répétant le mouvement plusieurs fois. C'est un excellent moyen de renforcer les jambes et les fessiers.

- **Étirements de base :**

Fais des étirements simples comme toucher tes orteils, étirer tes bras, ou tourner ton torse. Cela peut aider à prévenir la rigidité et améliorer la circulation.

Conseils pour rester motivé

- **Fixe des objectifs réalistes :**

Commence par de petits objectifs, comme une marche de 10 minutes par jour, et augmente progressivement la durée et l'intensité.

- **Intégrez l'exercice dans ta routine :**

Trouve des moments dans la journée où l'exercice peut naturellement s'intégrer, comme le vélo au travail ou des squats pendant les pauses publicitaires à la télé.

- **Suivi des progrès :**

Utilise une application ou un journal pour suivre tes progrès. Cela peut être très motivant de voir combien tu as accompli au fil du temps.

Souviens-toi, l'important est de bouger et de rester actif, peu importe l'intensité ou la durée de l'exercice. Chaque petit effort contribue à améliorer ta santé globale, ton humeur et ton bien-être.
Trouve des activités qui te plaisent, intègre-les dans ta routine quotidienne et tu verras que l'exercice devient une partie naturelle de ta vie. Peu importe ton niveau de forme physique actuel, il y a toujours un moyen de commencer et de progresser. Reste positif, sois patient, et célèbre chaque étape franchie sur ton chemin vers un mode de vie plus actif et sain.

Conclusion et maintien des acquis

Récapitulatif des acquis et leçons apprises

Alors que nous concluons ce programme de 30 jours, prenons un moment pour réfléchir aux leçons apprises et aux acquis réalisés. Ce voyage a été riche d'enseignements, non seulement en termes de gestion du sucre, mais aussi pour notre santé et bien-être globaux.

Résumé des principales leçons du programme

- **Conscience de la consommation de sucre :**

L'une des leçons les plus précieuses est la prise de conscience de la quantité de sucre consommée quotidiennement et de ses effets sur ton corps et ton esprit.

- **Importance de l'alimentation équilibrée :**

La découverte de l'importance d'une alimentation équilibrée, riche en nutriments, en protéines, en graisses saines et en glucides complexes, pour stabiliser les niveaux de sucre dans le sang.

- **Rôle de l'activité physique :**

La reconnaissance de l'impact positif de l'activité physique régulière sur la régulation du sucre dans le sang et le bien-être général.

Encouragement à la réflexion personnelle

- **Évaluer les progrès personnels :**

Prends un moment pour évaluer les changements que tu as observés en toi-même. Comment ton énergie, ton sommeil et ton humeur ont-ils évolué ? As-tu remarqué une réduction de tes envies de sucre ?

- **Leçons personnelles :**

Réfléchis aux *challenges* que tu as rencontrés et à la manière dont tu les as surmontés. Quelles stratégies ont fonctionné pour toi ? Qu'as-tu appris sur tes habitudes et préférences alimentaires ?

Importance des acquis pour la santé globale

- **Au-delà de la réduction du sucre :**

Les compétences et les connaissances que tu as acquises vont au-delà de la simple réduction du sucre. Elles contribuent à une meilleure compréhension de la nutrition et du bien-être, facilitant des choix sains à long terme.

- **Intégration dans le mode de vie :**

Ces acquis ne sont pas seulement des changements temporaires, mais des pierres angulaires d'un mode de vie sain. Ils t'équipent pour faire des choix éclairés et prendre soin de ta santé sur le long terme.

Ce programme de 30 jours n'est que le début de ton parcours vers une meilleure santé. Chaque leçon apprise et chaque habitude acquise est un pas vers une vie plus saine et plus épanouie. Continue à appliquer ces enseignements dans ta vie quotidienne et vois-les comme un investissement sur ta santé future. Rappelle-toi, le chemin vers le bien-être est un voyage continu, et chaque petit pas compte.

Planifier pour l'avenir

Après avoir parcouru un chemin significatif dans la réduction de la consommation de sucre, il est essentiel de se tourner vers l'avenir avec un plan solide pour maintenir les acquis. Voici des conseils pour planifier de manière stratégique votre alimentation et votre activité physique, en tenant compte des leçons apprises.

Planification de l'alimentation et de l'activité physique

- **Intégrer les enseignements dans la vie quotidienne :**

Utilise les connaissances acquises sur les choix alimentaires sains et l'exercice pour élaborer un plan alimentaire et un régime d'exercices qui conviennent à ton style de vie. Cela peut inclure la préparation de repas hebdomadaires ou la fixation d'objectifs d'activité physique régulière.

- **Prévoir et s'adapter :**

Anticipe les situations où il pourrait être difficile de maintenir tes habitudes saines, comme les vacances ou les périodes de stress intense. Prévois un plan pour ces périodes, tout en restant flexible et adaptable.

- **Continuité de l'éducation nutritionnelle :**

Reste informé des dernières recherches en nutrition et en exercice pour continuer à optimiser ton régime alimentaire et tes routines d'exercice.

Importance de la flexibilité et de l'adaptabilité

- **Sois prêt à ajuster ton plan :**

Sois prêt à faire des ajustements dans ton plan alimentaire et d'exercice en fonction de l'évolution de tes besoins, de tes objectifs et de ton mode de vie.

- **Écoute ton corps :**

Sois attentif aux signaux de ton corps. Si un aliment ou un type d'exercice ne te convient pas, n'hésite pas à apporter des changements.

Conseils pour faire face aux défis et éviter les rechutes

- **Reconnaître les signaux de rechute :**

Sois conscient des signaux qui peuvent indiquer une rechute, comme un retour aux anciennes habitudes alimentaires ou une diminution de l'activité physique. Reconnaître ces signaux tôt peut t'aider à agir rapidement.

- **Avoir un plan de secours :**

Établis un plan d'action pour les moments où tu sens que tu dévie de tes objectifs. Cela peut inclure des stratégies pour faire face aux envies de sucre ou pour augmenter votre motivation à faire de l'exercice.

- **Soutien et ressources :**

N'oublie pas que le soutien de la famille, des amis et, si nécessaire, des professionnels, est crucial. Utilise les ressources à ta disposition, qu'il s'agisse de groupes de soutien, d'applis de suivi, ou de consultations avec des experts.

Planifier pour l'avenir est un élément clé pour maintenir les changements que tu as réalisés et continuer sur la voie d'une vie saine. Garde à l'esprit que le voyage vers un mode de vie sain est en constante évolution.

Sois fier de ce que tu as accompli jusqu'à présent et utilise ces acquis comme fondation pour votre avenir. La clé est de rester engagé, adaptable et ouvert au changement. Rappelle-toi que chaque jour est une nouvelle opportunité de faire des choix qui soutiennent ta santé et ton bien-être. Continue à avancer avec confiance et optimisme, en sachant que tu as les outils et les connaissances nécessaires pour réussir sur le long terme.

Conseils pour rester motivé et éviter les retours en arrière

Maintenir la motivation et éviter les rechutes sont des aspects cruciaux du maintien des acquis dans votre parcours de réduction de sucre.

- **Se fixer de nouveaux objectifs :**

Définis de nouveaux objectifs de santé et de bien-être pour continuer à progresser. Cela pourrait être d'améliorer votre endurance, d'essayer un nouveau type d'exercice ou de maîtriser une recette saine complexe.

- **Acceptation et bienveillance :**

Sois bienveillant envers toi-même, surtout en cas d'écarts. Comprendre que le parcours vers une vie plus saine n'est pas linéaire est crucial pour maintenir une perspective positive.

- **Célébrer chaque petit pas :**

Reconnaître que chaque petit pas en avant est un progrès significatif. Les petits changements s'accumulent pour créer de grandes transformations.

Le parcours vers la réduction de la consommation de sucre et un mode de vie plus sain est un engagement à long terme.

Garde ta motivation vive en te fixant de nouveaux *challenges*, en cherchant le soutien et en célébrant vos progrès. Rappelle-toi : il est normal de rencontrer des obstacles en cours de route. Ce qui compte le plus, c'est ta capacité à te relever et à continuer d'avancer. Reste motivé, sois flexible, et surtout, sois bienveillant envers toi-même à chaque étape de ton voyage.

Annexes

Recettes sans sucre pour le défi de 30 jours

Ces recettes sont conçues pour être simples, délicieuses et adaptées à un style de vie sain sans sucre ajouté. Elles offrent une variété en termes de saveurs et de nutriments, garantissant que votre régime alimentaire reste intéressant et satisfaisant tout au long de ton défi de 30 jours. N'hésite pas à ajuster les quantités selon tes besoins et préférences personnels.

Bonne dégustation !

Petit-déjeuner

- **Omelettes aux épinards et aux champignons**

Ingrédients :

- 3 œufs,

- 1 tasse d'épinards frais,

- ½ tasse de champignons tranchés,

- sel,

- poivre.

Préparation :

Faites revenir les champignons dans une poêle antiadhésive pendant 3-4 minutes.

Ajoutez les épinards jusqu'à ce qu'ils flétrissent.

Versez les œufs battus sur les légumes, assaisonnez et faites cuire 2-3 minutes de chaque côté.

- **Porridge d'avoine et baies**

Ingrédients :

- ½ tasse de flocons d'avoine,

- 1 tasse de lait d'amande,

- ½ tasse de baies fraîches.

Préparation :

Faites cuire l'avoine dans le lait d'amande pendant 5-7 minutes à feu moyen.

Servez chaud garni de baies.

- **Smoothie vert**

Ingrédients :

- 1 tasse d'épinards,

- ½ banane,

- ¼ de concombre,

- 1 tasse de lait d'amande,

- 1 cuillère à soupe de graines de chia.

Préparation :

Mettez tous les ingrédients dans un blender et mixez jusqu'à obtenir une consistance lisse.

- **Pancakes à la banane et aux noix**

Ingrédients :

- 2 bananes mûres,

- 2 œufs,

- ½ tasse de noix hachées,

- ½ cuillère à café de cannelle.

Préparation :

Écrasez les bananes et mélangez-les avec les œufs, les noix et la cannelle.

Faites cuire dans une poêle chaude antiadhésive pendant environ 2 minutes de chaque côté.

- **Yaourt grec et noix**

Ingrédients :

- 1 tasse de yaourt grec nature,

- ¼ tasse d'un assortiment de noix,

- 1 cuillère à soupe de graines de lin.

Préparation :

Mélangez le yaourt avec les noix et les graines de lin.

Déjeuner

- **Salade de quinoa et légumes grilllés**

Ingrédients :

- 1 tasse de quinoa cuit,
- 1 aubergine petite coupée en dés,
- 1 poivron coupé en lanières,
- 1 courgette coupée en lanières,
- 2 cuillères à soupe d'huile d'olive,
- jus d'un citron.

Préparation :

Faites griller les légumes avec 1 cuillère à soupe d'huile d'olive pendant 5-7 minutes.

Mélangez le quinoa cuit avec les légumes grillés, assaisonnez avec le reste de l'huile d'olive et le jus de citron.

- **Wrap de légumes et houmous**

Ingrédients :

- 1 tasse de lentilles,

- 2 carottes coupées en dés,

- 1 oignon haché,

- 4 tasses de bouillon de légumes,

- 1 cuillère à café d'épices (cumin, coriandre).

Pour le houmous :

- 1 boîte (environ 400 g) de pois chiches, égouttés et rincés,

- 2 à 3 cuillères à soupe de jus de citron (ajustez selon votre goût),

- 2 cuillères à soupe de tahini (pâte de sésame),

- 1 gousse d'ail, émincée,

- 2 cuillères à soupe d'huile d'olive extra vierge,

- ½ cuillère à café de cumin moulu,

- Sel et poivre, au gout,

- 2 à 3 cuillères à soupe d'eau (ou plus, pour obtenir la consistance désirée),

- Paprika (optionnel, pour la décoration),

- Persil frais haché (optionnel, pour la décoration).

Préparation du houmous :

Dans un robot culinaire ou un blender, combinez les pois chiches, le jus de citron, le tahini, l'ail émincé, l'huile d'olive, le cumin, le sel et le poivre.

Mixez jusqu'à obtenir une consistance lisse.

Pendant que le robot fonctionne, ajoutez de l'eau, une cuillère à soupe à la fois, jusqu'à ce que le houmous atteigne votre consistance préférée.

Goûtez et ajustez les assaisonnements si nécessaire.

Vous pouvez ajouter plus de jus de citron, de tahini, de sel ou de cumin selon vos goûts.

Transférez le houmous dans un bol de service.

Pour la décoration, vous pouvez faire un petit creux au centre du houmous avec une cuillère, verser un filet d'huile d'olive, et saupoudrer de paprika et de persil frais haché.

Préparation :

Dans une casserole, faites cuire les lentilles avec les légumes et le bouillon pendant 20-25 minutes à feu moyen.

Ajoutez les épices en fin de cuisson.

- **Salade de poulet et avocat**

Ingrédients :

- 1 poitrine de poulet grillée et tranchée,
- 1 avocat coupé en dés,
- 2 tomates coupées en dés,
- 2 tasses de laitue hachée,
- 2 cuillères à soupe de vinaigrette au citron.

Pour la vinaigrette :

- ¼ de tasse de jus de citron frais (environ 2 citrons),
- ½ tasse d'huile d'olive extra vierge,
- 1 gousse d'ail émincée finement (facultatif),
- 1 cuillère à café de moutarde de Dijon,
- ½ cuillère à café de miel (ou sirop d'érable pour une option végane),
- Sel et poivre noir fraîchement moulu, au goût

Préparation de la vinaigrette :

Dans un petit bol, combinez le jus de citron, la moutarde de Dijon et le miel (ou sirop d'érable).

Fouettez jusqu'à ce que le tout soit bien mélangé.

Tout en fouettant constamment, ajoutez lentement l'huile d'olive pour créer une émulsion.

Continuez de fouetter jusqu'à ce que la vinaigrette épaississe légèrement et que les ingrédients soient bien combinés.

Ajoutez l'ail émincé à la vinaigrette et mélangez bien. L'ail n'est pas obligatoire, mais il ajoute une profondeur de saveur supplémentaire.

Goûtez la vinaigrette et ajustez l'assaisonnement avec du sel et du poivre noir selon votre goût.

La vinaigrette au citron peut être conservée dans un récipient hermétique au réfrigérateur pendant environ une semaine.

Avant de l'utiliser, secouez bien le récipient pour mélanger les ingrédients qui peuvent s'être séparés.

Préparation :

Mélangez le poulet, l'avocat, les tomates et la laitue dans un saladier.

Arrosez de vinaigrette au citron.

- **Soupe de lentilles**

Ingrédients :

- 1 tasse de lentilles,

- 2 carottes coupées en dés,

- 1 oignon haché,

- 4 tasses de bouillon de légumes,

- 1 cuillère à café d'épices (cumin, coriandre).

Pour le bouillon de légumes :

- 2 carottes moyennes, coupées en gros morceaux,

- 2 branches de céleri, coupées en gros morceaux,

- 1 gros oignon, coupé en quartiers,

- 3 gousses d'ail, écrasées,

- 1 petite poignée de persil frais,

- 1 feuille de Laurier,

- Quelques brins de thym frais (ou ½ cuillère à café de thym séché),

- 1 petite poignée de champignons (facultatif, pour ajouter de la profondeur),

- 1 cuillère à café de grains de poivre noir,

- 1 cuillère à café de sel (ajustez selon votre goût),

- Environ 2 litres d'eau

Préparation du bouillon de légumes :

Lavez et coupez les carottes, le céleri et l'oignon.

Vous n'avez pas besoin de les peler, car les peaux ajoutent de la saveur au bouillon.

Dans une grande casserole, placez tous les légumes, l'ail, le persil, le laurier, le thym, les champignons (si vous les utilisez), les grains de poivre et le sel.

Versez environ 2 litres d'eau dans la casserole, en veillant à couvrir tous les légumes. Si nécessaire, ajoutez un peu plus d'eau.

Portez le mélange à ébullition, puis réduisez le feu pour laisser mijoter. Laissez cuire à feu doux pendant 1 à 2 heures.

Plus le bouillon mijote longtemps, plus les saveurs seront concentrées.

Après la cuisson, passez le bouillon au travers d'une passoire fine pour enlever les morceaux de légumes et les herbes.

Vous pouvez presser les légumes avec le dos d'une cuillère pour extraire le maximum de liquide et de saveur.

Laissez refroidir le bouillon avant de le transférer dans des récipients hermétiques.

Vous pouvez le conserver au réfrigérateur pendant jusqu'à une semaine ou le congeler pour une utilisation ultérieure.

Préparation :

Dans une casserole, faites cuire les lentilles avec les légumes et le bouillon pendant 20-25 minutes à feu moyen.

Ajoutez les épices en fin de cuisson.

- **Bol de buddha aux légumes**

Ingrédients :

- 1 tasse de riz brun cuit,

- 1 tasse de brocoli coupé en fleurettes,

- 1 tasse de carottes coupées en julienne,

- 1 tasse de pois chiches,

- 2 cuillères à soupe de sauce soja faible en sodium.

Préparation :

Assemblez le bol avec le riz, les légumes cuits à la vapeur, et les pois chiches.

Arrosez de sauce soja.

- **Sandwich ouvert à l'avocat**

Ingrédients :

- 2 tranches de pain complet,

- 1 avocat écrasé,

- 1 tomate coupée en tranches,

- 1 tasse de roquette,

- 1 cuillère à soupe de graines de sésame.

Préparation :

Tartinez l'avocat sur le pain, ajoutez les tranches de tomate et la roquette, puis saupoudrez de graines de sésame.

- **Pâtes de courgettes au pesto**

Ingrédients :

- 2 courgettes spiralées,

- ¼ tasse de pesto maison.

Pour le pesto :

- basilic,

- 2 gousses d'ail,

- ¼ tasse de pignons de pin,

- ¼ tasse d'huile d'olive.

Préparation :

Mélangez les courgettes spiralées avec le pesto.

Servez frais ou légèrement sauté.

- **Risotto de quinoa aux champignons**

Ingrédients :

- 1 tasse de quinoa,

- 1 tasse de champignons tranchés,

- 4 tasses de bouillon de légumes,

- 1 oignon haché,

- 2 gousses d'ail émincées,

- 1 cuillère à soupe d'huile d'olive.

Préparation :

Faites revenir l'oignon et l'ail dans l'huile d'olive jusqu'à ce qu'ils soient transparents.

Ajoutez les champignons et cuisez jusqu'à ce qu'ils soient dorés.

Ajoutez le quinoa et le bouillon, et laissez mijoter jusqu'à ce que le quinoa soit cuit et le liquide absorbé.

- **Salade de pois chiches et concombre**

Ingrédients :

- 1 tasse de pois chiches cuits,

- 1 concombre coupé en dés,

- 2 tomates coupées en dés,

- ¼ tasse de persil haché,

- 2 cuillères à soupe de vinaigrette au citron.

Préparation :

Mélangez les pois chiches, le concombre, les tomates et le persil dans un saladier.

Arrosez de vinaigrette au citron.

Dîner

- **Saumon grillé et asperges**

Ingrédients :

- 2 filets de saumon,

- 1 bouquet d'asperges,

- 1 cuillère à soupe d'huile d'olive,

- 1 citron.

Préparation :

Assaisonnez le saumon et les asperges avec de l'huile d'olive et du jus de citron.

Faites griller le saumon pendant 4-5 minutes de chaque côté et les asperges pendant environ 8-10 minutes.

- **Curry de légumes**

Ingrédients :

- 1 tasse de lait de coco,

- 2 cuillères à soupe de curry en poudre,

- 1 tasse de brocoli,

- 1 tasse de carottes,

- 1 tasse de pois chiches.

Préparation :

Dans une poêle, mélangez le lait de coco et le curry.

Ajoutez les légumes et les pois chiches et laissez mijoter pendant 15-20 minutes.

- **Poulet grillé et légumes racines**

Ingrédients :

- 4 cuisses de poulet,

- 2 carottes,

- 2 panais,

- Quelques branches de thym,

- 2 cuillères à soupe d'huile d'olive.

Préparation :

Assaisonnez le poulet et les légumes avec de l'huile d'olive et du thym. Rôtissez à 200°C pendant environ 40-45 minutes.

- **Chili végétarien**

Ingrédients :

- 1 tasse de haricots noirs,

- 2 tomates en dés,

- 1 poivron,

- 1 oignon,

- 2 cuillères à café d'épices à chili.

Préparation :

Dans une casserole, faites revenir l'oignon et le poivron, ajoutez les tomates, les haricots et les épices.

Laissez mijoter pendant 20-25 minutes.

- **Ratatouille**

Ingrédients :

- 1 aubergine,

- 2 courgettes,

- 2 poivrons,

- 2 tomates,

- herbes de Provence.

Préparation :

Coupez les légumes en dés et faites-les cuire lentement avec les herbes pendant environ 30 minutes.

- **Steak de tofu et brocolis**

Ingrédients :

- 2 steaks de tofu,

- 1 tête de brocoli,

- 2 cuillères à soupe de sauce soja faible en sodium,

- 1 gousse d'ail.

Préparation :

Faites griller le tofu et servez avec le brocoli sauté avec de l'ail et un peu de sauce soja.

- **Soupe de haricots blancs et Kale**

Ingrédients :

- 1 tasse de haricots blancs cuits,

- 2 tasses de kale haché,

- 2 carottes,

- 4 tasses de bouillon de légumes.

Préparation :

Faites cuire les haricots, les carottes et le kale dans le bouillon pendant environ 20 minutes.

- **Pâtes aux tomates cerises et basilic**

Ingrédients :

- 2 tasses de pâtes complètes,

- 1 tasse de tomates cerises,

- ¼ tasse de basilic frais,

- 2 gousses d'ail,

- 2 cuillères à soupe d'huile d'olive.

Préparation :

Faites cuire les pâtes selon les instructions du paquet.

Dans une poêle, faites revenir l'ail dans l'huile d'olive, ajoutez les tomates et le basilic, et servez sur les pâtes.

Collations

- **Houmous et légumes crus**

<u>Ingrédients</u> :

- ½ tasse de houmous,
- bâtonnets de carotte, concombre et céleri.

<u>Pour le houmous</u> :

- 1 boîte (environ 400 g) de pois chiches, égouttés et rincés,
- 2 à 3 cuillères à soupe de jus de citron (ajustez selon votre goût),
- 2 cuillères à soupe de tahini (pâte de sésame),
- 1 gousse d'ail, émincée,
- 2 cuillères à soupe d'huile d'olive extra vierge,
- ½ cuillère à café de cumin moulu,
- Sel et poivre, au gout,
- 2 à 3 cuillères à soupe d'eau (ou plus, pour obtenir la consistance désirée),
- Paprika (optionnel, pour la décoration),
- Persil frais haché (optionnel, pour la décoration).

<u>Préparation du houmous</u> :

Dans un robot culinaire ou un blender, combinez les pois chiches, le jus de citron, le tahini, l'ail émincé, l'huile d'olive, le cumin, le sel et le poivre.

Mixez jusqu'à obtenir une consistance lisse.

Pendant que le robot fonctionne, ajoutez de l'eau, une cuillère à soupe à la fois, jusqu'à ce que le houmous atteigne votre consistance préférée.

Goûtez et ajustez les assaisonnements si nécessaire.

Vous pouvez ajouter plus de jus de citron, de tahini, de sel ou de cumin selon vos goûts.

Transférez le houmous dans un bol de service.

Pour la décoration, vous pouvez faire un petit creux au centre du houmous avec une cuillère, verser un filet d'huile d'olive, et saupoudrer de paprika et de persil frais haché.

Préparation :

Servez le houmous avec un assortiment de légumes crus pour tremper.

- **Noix et graines mixtes**

Ingrédients :

- ¼ tasse d'amandes,

- ¼ tasse de noix,

- 2 cuillères à soupe de graines de tournesol,

- 2 cuillères à soupe de graines de citrouille.

Préparation :

Mélangez les noix et graines pour une collation rapide et nutritive.

- **Boules d'énergie aux dattes et noix**

Ingrédients :

- 1 tasse de dattes dénoyautées,

- ½ tasse de noix,

- 2 cuillères à soupe de graines de chia,

- 1 cuillère à soupe de cacao en poudre.

Préparation :

Mixez les dattes et les noix dans un robot culinaire, ajoutez les graines de chia et le cacao, puis formez des petites boules.

- **Tranches de pommes et beurre d'amande**

Ingrédients :

- 1 pomme,

- 2 cuillères à soupe de beurre d'amande.

Pour le beurre d'amande :

- 2 tasses d'amandes entières (non salées et non grillées pour une version plus saine),

- Une pincée de sel (facultatif).

Préparation du beurre d'amande :

Préchauffez votre four à 180°C.

Étalez les amandes sur une plaque de cuisson en une seule couche. Faites-les griller pendant 10 à 12 minutes.

Laissez-les refroidir après la cuisson (pour une version crue, sautez cette étape).

Placez les amandes dans le robot culinaire ou le blender.

Commencez à mixer à une vitesse moyenne, puis augmentez progressivement.

Arrêtez le robot de temps en temps et utilisez une spatule pour ramener les amandes vers le centre.

Continuez à mixer les amandes.

Au début, elles vont prendre une consistance de poudre, puis de pâte.

Continuez à mixer jusqu'à ce que les amandes libèrent leurs huiles naturelles et que la consistance devienne lisse et crémeuse.

Cela peut prendre entre 10 et 20 minutes, en fonction de la puissance de votre appareil.

Une fois que le beurre d'amande a atteint une consistance crémeuse, vous pouvez ajouter une pincée de sel si désiré.

Mixez encore un peu pour bien l'incorporer.

Transférez le beurre d'amande dans un bocal hermétique. Il se conserve au réfrigérateur pendant plusieurs semaines.

Préparation :

Coupez la pomme en tranches et tartinez chaque tranche avec une fine couche de beurre d'amande.

- **Yaourt nature et myrtilles**

Ingrédients :

- 1 tasse de yaourt grec nature,

- ½ tasse de myrtilles.

Préparation :

Mélangez le yaourt avec les myrtilles pour une collation fraîche et nutritive.

Printed in France by Amazon
Brétigny-sur-Orge, FR